色觉检查图

(第4版)

主编 汪芳润 钱钧 施锜

上海科学技术出版社

图书在版编目（CIP）数据

色觉检查图/汪芳润，钱钧，施锜主编. —4版. —上海：上海科学技术出版社，2010.3（2025.10重印）
 ISBN 978-7-5478-0088-1

Ⅰ.色… Ⅱ.①汪…②钱…③施… Ⅲ.色觉检查图－图谱
Ⅳ.R770.42-64

中国版本图书馆CIP数据核字（2009）第196442号

色觉检查图（第4版）　　汪芳润，钱钧，施锜　主编

上海世纪出版（集团）有限公司
上海科学技术出版社　出版、发行
（上海市闵行区号景路159弄A座9F-10F）
邮政编码201101　www.sstp.cn
浙江新华印刷技术有限公司印刷
开本 889×1194　1/64　印张1.625　字数：40千
2010年3月第4版　2025年10月第29次印刷
ISBN 978-7-5478-0088-1/R·11
定价：18.00元

如发生质量问题，读者可向工厂联系调换

内容提要

色觉是人眼重要的视觉功能之一。色觉检查广泛用于眼病防治、医学研究及流行病学调查,是评价视觉功能、了解身体健康状况和职业选择的重要指标。本检查图按假同色原理绘制,可简便地定性色觉功能。在原3版基础上,运用色度图(国际照明委员会CIE,1931)和电脑设计制作技术,作了新的改进。分为示教图、色觉异常确定图、色盲色弱区别图、轻重色盲区别图、红绿色盲区别图、伪色盲鉴定图及黄斑色觉与形觉功能测定图(色点图)等。另按不同需要,设计有适合特定专业(如驾驶等)的参考用图及儿童专用色觉检查图。实践表明,《色觉检查图》认读准确、检查快速、结论明确。

本图可供从事卫生、教育与健康体检工作者及对色觉感兴趣者等选用参考。

编写人员名单

主　编

汪芳润　　钱　钧　　施　锜

编写人员

焦　秦　　杨晨皓　周晓东　尹忠贵
沈永明　　胡　磊　　吉红云　李　军
王　智　　高　路　　沈　李　　周晓红

前言（第4版）

色觉是人眼视功能之一。色觉检查是健康体检及临床眼科检查的常规内容。现行按假同色原理绘制的色觉检查图，由于操作简易，可以取得相对准确的定性结果，故仍不失其实用意义，国内外均沿用至今，尤可适应大规模流行病学普查的需要。

本色觉检查图自1981年初版以来，经过长期实践，表明具有一定特色，但为了更好地适应色觉研究及应用的需要，特在原有基础上运用国际照明委员会（CIE.1931）色度图和电脑设计制作技术，对原3版作了全面修改，增加了适合儿童及特定职业（如驾驶等）需要的检查图。

限于水平，难期完妥，不少问题均有待进一步实践检验，恳请同行及读者指正。

汪芳润

2009年12月

一、色觉与色觉异常的基本概念 — 1
(一) 颜色的特征 — 1
1. 非彩色 — 1
2. 彩色 — 3
(二) 人能够识别颜色的机制 — 5
(三) 色觉异常的表现 — 8
1. 色弱 — 9
2. 色盲 — 10
(四) 色觉异常的遗传 — 14
(五) 先天性色觉异常与获得性色觉异常 — 16

二、本检查图使用说明 — 20
(一) 编绘依据 — 20
(二) 使用方法 — 22
(三) 临床诊断流程设计 — 25

1. 常规色觉筛查流程　　　　　　　　　　　26
　　2. 特定职业（如驾驶）色觉检查流程　　　　26
　　3. 简明儿童色觉检查流程　　　　　　　　　26
（四）操作程序及评定标准　　　　　　　　　　29

三、检查图内容查对表　　　　　　　　　　　　31
（一）色觉检查图一览表　　　　　　　　　　　31
（二）黄斑色觉与形觉功能测定图—色点线图　　34
　　色点线图使用说明　　　　　　　　　　　　34

四、色觉检查图　　　　　　　　　　　　　　　36

五、色点线图　　　　　　　　　　　　　　　　86

六、主要参考文献　　　　　　　　　　　　　　92

一、色觉与色觉异常的基本概念

(一) 颜色的特征

人眼能看到的光波,只是整个电磁波谱中的一小部分,简称为可见光,其波长范围为380~780nm(图1)。

可见光的波长不同,引起人的颜色感觉不同。光的波长由长到短,对应人的颜色感觉由红到紫,其间分别为:红色770~620nm,橙色770~590nm,黄色590~560nm,黄绿色560~530nm,绿色530~500nm,青色500~470nm,蓝色470~430nm及紫色430~380nm。实际上,光的波长是连续的,并无严格的界限。

颜色可以分为非彩色和彩色两类。

1.非彩色 是指白色、黑色和各种深浅不同的灰色组成的系列,称为白黑系列。当物体表面对可见光谱所有波长反射比都在80%至90%以上时,该物体则为白色。当反射比都在4%以

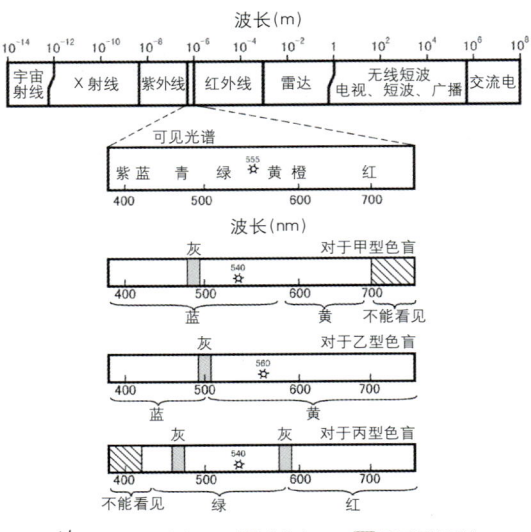

图 1 可见光在电磁波谱中的范围，正常人与色盲者的所见光谱

下时，该物体则为黑色。介于两者之间的是不同程度的灰色。纯白色的反射比应为100%，纯黑色的反射比应为0。但是，在现实世界中没有纯白、纯黑的物体。对发光物体来说，白黑的变化相当于白光的亮度变化，亮度高时人眼感到是白色，亮度低时人眼感到是灰色，无光时是黑色。非彩色只有明度的差异。

2. 彩色　是白黑系列以外的各种颜色，彩色具有三种特性：明度、色调、饱和度。

（1）明度（lightness）：人眼对物体的明暗感觉。发光物体的亮度（luminance）越高，则明度越高；非发光物体的反射比越高，则明度越高。

（2）色调（hue）：彩色彼此相互区分的特性，即红、黄、绿、蓝、紫等。不同波长的单色光具有不同的色调。发光物体的色调取决于它的光辐射的光谱组成。非发光物体的色调取决于照明光源的光谱组成和物体本身的光谱反射（或透射）特性。如果物体吸收光谱的多数波段，仅反射出红色光波，则该物体便表现为红色。或者，物体吸收光谱的多数波段，仅透射红色光波，则通过的光波便表现为红色。

（3）饱和度（saturation）：彩色的纯洁性。可见光谱中的单色光是最饱和的彩色。物体色的饱和度取决于物体反射（或透射）特性。如果物体反射光的光谱带很窄，其饱和度越高。

颜色的三个基本特性——明度、色调、饱和度可用一个三维空间纺锤体来表示（图2）。立体的垂直轴代表白黑系列和彩

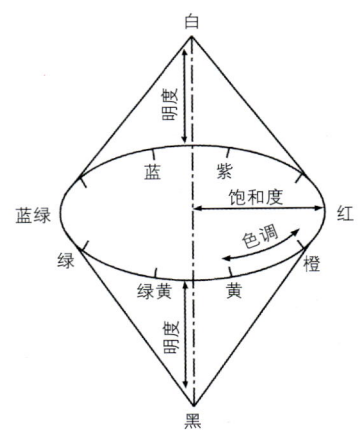

图2 颜色特性的立体表示图

色的明度的变化，自下而上表示明度由弱到强；圆周上的各点代表单色光谱上各种不同的色调（红、橙、黄、绿、蓝、紫等）；从圆周向圆心过渡表示饱和度逐渐降低。

(二) 人能够识别颜色的机制

人为何能识别颜色一直是深受人们关注的研究课题。

在公元 1700 年左右科学家牛顿（Newton I）的实验证明，通过三棱镜的白色阳光可以分光成红、橙、黄、绿、青、蓝、紫单色光。后续实验表明，单色光不能进一步被成组三棱镜分解。并且，当以上单色光叠加后又呈现为白色光。由此证明，白色光是由红、橙、黄、绿、青、蓝、紫单色光谱组成，这是白色光的特性，而不是三棱镜的特性。

19 世纪初，杨（Young T）提出三原色学说，认为视网膜上有三种可以感受红、绿、蓝三原色的光感受器或神经。颜色的分辨是三原色不同混合的结果。据此可以解释红、绿、蓝三原色能够混合出各种不同颜色的现象。50年后,生理学家赫姆霍尔兹(Helmholtz H)实验发现,三原色混合有时由于饱和程度的原因,很难与目标颜色完全码齐(match)。因此,早年曾反对杨的结论,但后来他认识到这是由于视网膜光感色器有重叠的光谱敏感性所致。他的工作为奠定杨的三原色学说打下了重要的基础。由此,人们便将此称之为赫姆霍尔兹-杨理论。

1870年,德国生理学家赫林(Hering E)提出颜色对抗学说。他认为视网膜存在三对神经机制,即红与绿、黄与蓝四原色机制和黑与白的亮度机制。据此可用来解释颜色的补色和后像现象。

以上两种学说长期争论不休,从20世纪50年代开始,不同学科领域相互渗透,对视觉进行的大量实验研究,从而也开拓了色觉研究的新局面。1971年,沃斯和沃伦(Vos JJ, Walraven PL)提出了阶段学说(图3),认为识别颜色过程可以分成几个阶段:第一阶段是在视网膜上视杆细胞对明亮度的响应和三种视锥细胞对红、绿、蓝色的响应。视杆细胞的响应直接成为暗视觉的明亮响应。第二阶段是由三种视锥细胞响应红、绿、蓝,红和绿输出的一部分合成为黄色信号,进行各信号的减法运算,得到两种对立颜色响应,即红/绿和黄/蓝。明视觉时的明度

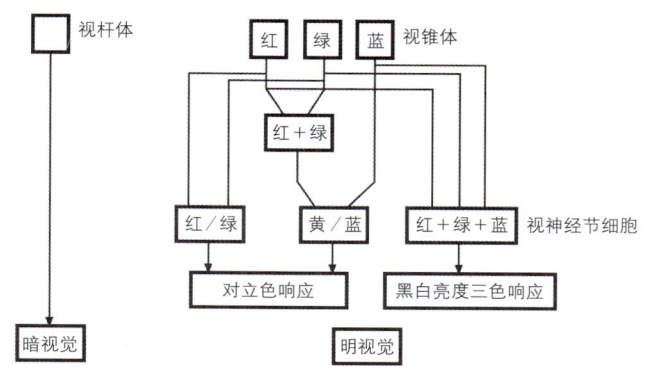

图 3 阶段学说的颜色视觉模型图

响应是由红、绿、蓝输出的适当组合而成的。视神经将这些经过处理后的信号传输给大脑中枢,从而形成了颜色视觉。近年来研究已有充分的证据表明,视网膜中确实存在三种视锥细胞,分别包含有三种不同光谱敏感性的视色素,但是颜色信息在神经通路中的传递却是以编码为成对对抗的形式进行的。这样,赫姆霍尔兹-杨理论和赫林理论之间的长期争论趋向统一。但是,神经机制的具体细节尚不明确,均有待进一步研究探索。

(三)色觉异常的表现

色觉正常的人,视网膜上有三种视锥细胞,分别含有三种不同的视色素:亲红、亲绿及亲蓝色素。实验发现,他们能用三种原色光相加混合出各种颜色。因此可称为正常三色觉者。但亦有人由于色觉缺陷,而辨色困难或不能辨色。常见者如色弱或色盲(图4)。

1. **色弱** 色弱为轻度色觉异常，亦称异常三色视。他们虽然有三种感光色素细胞，但是由于部分缺陷，对光谱的颜色分辨能力较差。如红绿异常三色视者，当红绿区波长有较大变化时才能区分出不同颜色，而且红光或绿光须有较高强度才能保证对颜色的正常辨认。在亮度不足的照明下，他们可能将红色和绿色相互混淆，如果异常三色视对红色的辨别能力较差，就属于红色弱，亦称甲型色弱；如果对绿色的辨别能力较差，就属于绿色弱，亦称乙型色弱；对

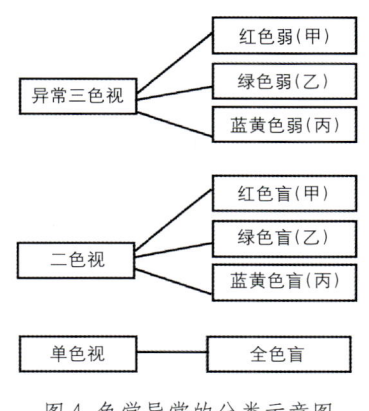

图4 色觉异常的分类示意图

蓝黄色的辨别能力较差，就属于蓝黄色弱，亦称丙型色弱。他们的色觉缺损程度轻重不一，轻度者与正常人之间没有严格的界限，重度者与色盲之间也没有严格的界限。

2.色盲　色盲又分为甲、乙、丙色盲和全色盲，程度一般重于色弱者，辨别颜色的能力很差。如果辨别障碍为红色，就属于红色盲，亦称为甲型色盲；辨别障碍为绿色，就属于绿色盲，亦称为乙型色盲；辨别障碍为蓝黄色，就属于蓝黄色盲，亦称为丙型色盲。正常色觉者的可见光谱中，包含红橙黄绿青蓝紫各种颜色。光谱中感觉最亮的地方为555nm（图1中☆）。甲型色盲看光谱的红端缩短到650nm，650nm以上的光谱几乎看不见，在他们的眼里，光谱带短了一段，颜色从橙色起到紫色端为止，光谱带上最亮的地方在540nm处。将光谱上蓝和黄之间（约在493nm），看成为无颜色的地带，称为中性点，整个光谱带上只看到两种色彩，黄和蓝。将光谱带上所有的红橙黄绿部分都看成饱和度不同的黄色，将光谱带上青蓝紫部分都看成

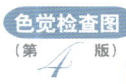

饱和度不同的蓝色，由中性点向光谱两端过渡，两种颜色的饱和度逐渐增加。乙型色盲看光谱带上也只看到两种颜色：黄和蓝。光谱带上最亮之处在560nm处，中性点在497nm。丙型色盲看整个光谱带只有红、绿两种颜色，光谱的紫端缩短到430nm，430nm以下的光谱几乎看不见，在他们的眼里，光谱带从红色起到紫色端止，在光谱上有两个中性点，一个在黄区，580nm处；一个在蓝区，470nm处。丙型色盲的特点是绿黄和蓝紫分不清，都被看成灰色。

全色盲的视网膜缺少视锥细胞，而主要靠视杆细胞起作用，故称单色视。全色盲者只有明亮感觉，看不到颜色，就如同正常色觉的人看黑白电视。由于视锥细胞缺乏，视网膜中央区的视觉障碍，所以全色盲者的视力很差。

人群中存在有一定数量的色觉异常，主要属先天性者。其发生率自Waaler（1927）首先报道（8.01%）以来，世界各地陆续介绍的数字多数在4%~8%之间,印度曾有报道高达12.8%者。

最少为斐济岛,仅为0.8%。近年来另有报道如Adam(1980)统计南非混血儿中占3.3%,马来人占4%。Zografos(1979)报道法国有8%。Ahmad(1980)检查27 225名1962年出生的新加坡18岁男性青年,发现色觉异常者有4.43%,其中华人占4.56%,马来人占4.61%,印度人占2.68%。Goldovskaia(1978)检查3 000名精神病患者,发现色觉异常男性占9.3%,女性占0.8%,与一般报道相同。Mueller(1979)调查哥伦比亚安第斯山区居民,色觉异常率为2.36%~2.53%。Pickford(1981)在南非发现红绿色盲男性占8.19%,女性为3.2%。有关色觉异常分类统计资料不多,曾见Tandon(1979)介绍两组对象检查结果:绿色盲均多于红色盲(两组分别为2.5%与0.63%及3.13%与0)。

我国通常引用的色觉异常患病率数字,男性约为5.1%,女性约为0.5%,其中以红绿色盲(弱)为多。各地近年来报道的我国各民族色觉异常患病率统计数字见表1。

表1 我国各民族色觉异常患病率统计

报道者	年份	普查对象	普查人数	患病率（%）		
				男	女	合计
汤鼎华	1983	汉族	—	5.31	0.37	3.02
赖胼文	1984	苗族	4 338	4.57	0.50	2.90
马肇嵘	1984	回族	4 007	3.83	0.30	2.07
王超群	1985	瑶族	2 013	0.85	0	0.85
常生瑞	1985	土族	2 157	5.78	0.58	3.71
刘正中	1986	土族	3 612	6.28	0.77	3.52
陈季生	1987	白族	1 012	4.02	0.22	2.27
陈传祥	1988	畲族	1 335	6.12	0.35	3.75
戴书云	1988	蒙族	2 632	3.96	0.79	2.74
李云川	1988	藏族	2 149	4.34	0.21	2.47
王德辉	1989	维吾尔	5 770	5.32	0.33	2.72
李玉	1992	壮族	5 473	6.71	2.77	4.81
钱宜珊	2009	维吾尔	3 764	4.32	0.88	2.34
钱宜珊	2009	汉族	2 055	4.69	0.19	2.34

一、色觉与色觉异常的基本概念

(四) 色觉异常的遗传

先天性红绿色觉异常是一种遗传病,属于 X-连锁隐性遗传病,其遗传因子带在 X 性染色体短臂上。人有两条性染色体,一条来自母方,一条来自父方。女性为 XX,男性为 XY。Y 染色体短小,无相应的等位基因,所以男性只要 X 染色体上带遗传因子,即 X^b,Y 则呈色觉异常。如为 $X^b X^B$ 杂合子虽不呈现色觉异常,但为色觉异常因子携带者。红绿色盲 X 染色体伴性隐性遗传方式见表 2 及图 5。

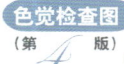

表 2　红绿色盲 X 染色体伴性隐性遗传方式

基因在 X 染色体上	女性			男性	
基因型	$X^B X^B$	$X^B X^b$	$X^b X^b$	$X^B Y$	$X^b Y$
表现型	正常	携带者	色盲	正常	色盲

X^B　表示 X 染色体上带红绿色觉正常的遗传因子。
X^b　表示 X 染色体上带红绿色觉异常的遗传因子。

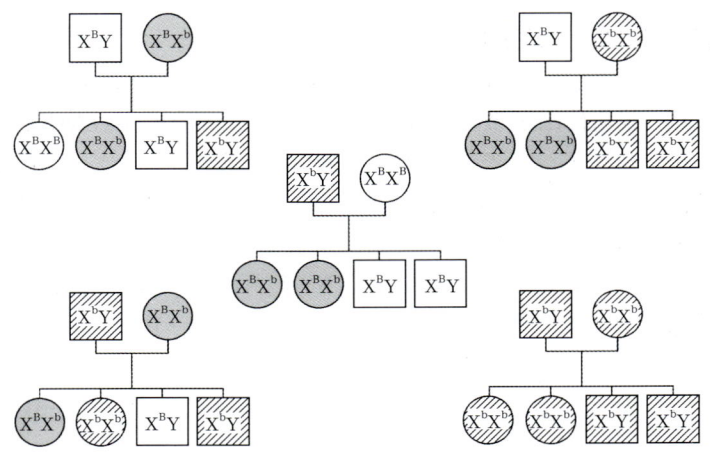

图 5 红绿色盲伴性隐性遗传方式图解

女性：○ 男性：□ 正常：☐ 携带者：■ 色盲：▨

X^B　表示 X 染色体上带红绿色觉正常的遗传因子。

X^b　表示 X 染色体上带红绿色觉异常的遗传因子。

蓝黄色觉异常是常染色体显性遗传,男女患病率一致,约为 1/500。

典型的视杆细胞单色视是常染色体隐性遗传,男女患病率一致,约为 1/30 000。

(五)先天性色觉异常与获得性色觉异常

获得性色觉异常是指由于眼部或全身疾病引起的继发性色觉异常,与先天性色觉异常有明显临床区别(表3)。

通过观察、比较,科纳(Köllner H,1912)归纳了获得性色觉异常的一些表现规律与分类特点,特称之为科纳法则(Köllner's Law),其内容包括:获得性色觉异常中蓝黄色觉异常最早出现,红绿色觉异常出现较晚。获得性的蓝黄色觉异常常见于视网膜疾病,以后而当病变从视网膜向视皮质传导通路发展时,红绿色觉异常多进行性加重,最终可导致全色盲。现代色觉研究的大量结果多支持科纳法则。但亦有个别明显的例

表3　先天性色觉异常与获得性色觉异常的特点比较

先天性色觉异常	获得性色觉异常
出生时就存在（通常3个月时可被检出）	出生后发病，此前色觉正常（通常在3个月后能被检出）
色觉异常的类型和严重程度一生中基本不变	色觉异常的类型和严重程度随时间而变化，与疾病的病理过程密切相关
色觉异常的类型可被准确诊断和分类	色觉异常的类型不容易划分，常有一种以上的先天性色觉异常类型的特点
双眼同样受累，故可双眼同时检查	色觉异常两眼常有差异，单眼须分别检查
视力正常，视野正常（除单色视外）	视力下降和（或）视野缺损常见
主要是红绿色觉异常 患病率由高到低的顺序：乙型／甲型／丙型	主要是蓝黄色觉异常 （即丙型）
男性患病率高	男性、女性患病率一样

一、色觉与色觉异常的基本概念

外情况，如视锥细胞营养不良病主要是红绿色觉异常，遗传性青少年视神经萎缩病主要表现蓝黄色觉异常。

获得性色觉异常的检查可以提供疾病发生、发展的信息，有助于某些疾病的正确诊断，并据以选择合理治疗措施。如抗结核药物乙胺丁醇可以引起视神经损害，监测获得性色觉异常的

表4　获得性色觉异常的分类

分类	特点	相关疾病
1型红绿色觉异常	类似于甲型先天性红绿色觉异常，但是在可见光谱中最大相对性光亮度敏感性移向短波长	进行性视锥细胞营养不良病（如Stargardt病）氯喹中毒
2型红绿色觉异常	类似于乙型先天性红绿色觉异常，但是在可见光谱短波长端的相对性光亮度敏感性下降	视神经病变（如多发性硬化相关的球后视神经炎）乙胺丁醇中毒

续表

3型蓝黄色觉异常	(1) 类似于丙型先天性蓝黄色觉异常,但是在可见光谱两端相对性光亮度敏感性均下降	进行性视杆细胞营养不良病视网膜血管性病变周边部视网膜病变(如视网膜色素变性,糖尿病视网膜病变,青光眼)
	(2) 类似于丙型先天性蓝黄色觉异常,但是可见光谱中相对性光亮度敏感性移向短波长	黄斑水肿(如中心性浆液性脉络膜视网膜病变,糖尿病黄斑病变,年龄相关性黄斑变性)

变化可以准确地提供毒性反应信息（表4）。

但是,获得性色觉异常的检查比较困难,检查结果还受到视力、视野障碍等的影响。它需要多种色觉检查方法（如F-M100颜色检查法、Farnsworth D15颜色检查法等）联合应用,仅据假同色检查图是不易取得准确结论的。

二、本检查图使用说明

(一) 编绘依据

本色觉检查图是利用假同色原理绘制而成。根据心理物理学的颜色码齐实验,得出了二色视者的假同色线带和异常三色视者的假同色椭圆带。即在国际照明协会 1931 CIE 色度图上,如果没有能感觉到的明度对比存在,位于假同色线带上或椭圆带中色品对象的颜色,对于观察者来说是相同的,即不能辨别颜色的差别,故称之为假同色(表5)。

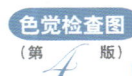

据此可设计假同色色觉检查图,有两种方法可取。

(1) 利用色差计,测量选定颜色的色品坐标 (X,Y) 和反射值: 缺点是色差计测定误差较大,易受光照条件及纸面反射条件等的影响。由于可仅在环境亮度变化的作用下,而被色觉异常者读出,呈现假阴性结果。

表5 色觉异常颜色混淆的特点

混淆的颜色	红色觉异常（甲）	绿色觉异常（乙）	蓝黄色觉异常（丙）
红／橙／黄／绿	＊	＊	○
棕／绿	＊	＊	○
颜色饱和：红／白	＊	＊	○
颜色饱和：绿／白	＊	＊	○
蓝-绿／灰／红紫	＊	○	○
绿／灰／蓝紫	○	＊	○
红／黑	＊	○	○
绿／黑	○	＊	○
青紫／黄绿	○	○	＊
红／红紫	○	○	＊
暗蓝／黑	○	○	＊
黄／白	○	○	＊

＊ 颜色混淆　○可辨别，不混淆

二、本检查图使用说明

(2) 利用孟塞尔（Munsell）颜色坐标系统，或色品图坐标来计算颜色：当光照条件改变，测试颜色也同时相应改变，光照条件和明度对比都预先有所考虑。同时明度对比度和色差可以通过计算获得，从而使设计更具预测性。本检查图即取此优点，采用两种明度以上的干扰，从而减少了明度对比度的影响。

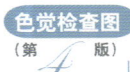

（二）使用方法

(1) 光照条件：本图以标准照明体 C 设计，相关色温近似 6800K。相当于在朝北房间的明亮阳光下，或人工照明（日光灯）到检查图表面的入射角呈 45°，亮度在 300Lx 以上。不宜选择白炽灯（淡黄颜色的家用灯泡）或其他有颜色的照明灯。

(2) 阅读距离：阅读者距离检查图约 50cm，视线应与检查图表面垂直。

(3) 读图时间：每图的辨认时间不超过 4s，4s 内读出算通过，超时则认为辨色困难。

（4）视力要求：视力要求不高，但最低矫正的矫正近视力要大于0.15，因本检查图最小色点设计为1mm，相当于3.43分视角，即0.15的近视力。

（5）读图正误判断：每图均有认读答案，个别人可能答非标准，但若能读出近似图形（如将字母S读成阿拉伯数字5）且非异读，则均可结论正常，亦有人熟习图解，反应灵敏，异读图正误均能认读，对此，亦可予以肯定。

（6）读图的特殊情况处理：按照本图的说明进行操作，方法容易掌握，结论明确迅速。但有时由于受检者认知能力，合作程度，检查者的工作态度，技术水平等的影响而出现一些特殊情况，如当出示多张图后，认读无规律，结果不一致。对此，亦应加以分析，作出诊断。个别人一时难下结论，建议复查，必要时选用其他色觉检查方法，以资比较，或请同行鉴定。

（7）色觉检查图编排说明：色觉检查图共50幅，分为示教图、异读图、消失图、隐藏图、红绿色觉异常分类图、蓝黄色觉异常检查图。另为检查需要按顺序又有数字图和物形图之分,以供不同对象选用。

示教图: 分类编号 1010～1020,共 2 张。选用非假同色线上的颜色。用于示教,及鉴别伪色盲或认知障碍。

异读图: 分类编号 2010～2110,共 11 张。用于红绿色觉异常的筛选,正常人正读,色觉异常者异读。

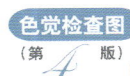

消失图: 分类编号 3011～3150,共 25 张。按色差分级设计,可鉴别红绿色觉异常的程度。正常人可见图形,红绿色觉异常者图形不见。根据色差值大小,而使图有难易之分,是色觉异常的阴性证明。每幅图分类编号的最后一位数字表示色差大小,0 为固定色差者,1 为色差较小者,2 为色差较大者。

隐藏图: 分类编号 4010～4040,共 4 张。图中内容红绿色觉异常者可见,正常人则不能读。是色觉异常的阳性证明。

红绿色觉异常分类图: 分类编号 5010～5040,共 4 张。用于区分红绿色觉异常的类别。

蓝黄色觉异常检查图：分类编号6011~6022，共4张。鉴别蓝黄色觉异常。编号最后一位数字表示色差大小，0为固定色差者，1为色差较小者，2为色差较大者。

数字图：图片序列编号1~28为数字图，检查顺序从检查图的首页起，由前向后翻读。

物形图：图片序列编号29~50为物形图，检查顺序从检查图的封底由后向前翻阅。

[举例说明] 图11/3031，11为图片序号；3031中的第一个3为分类标识，表示消失图；03表示是消失图中的第3种；最后一位数字表示色差，1表示色差较小。又如图27/6011与图28/6012是同一幅图（分类编号601），只是图27色差较小，末尾编号为1；图28色差较大，末尾编号为2。

（三）临床诊断流程设计

本检查图有三种临床诊断思路，可用以全面评价色觉功能，操作简便,结论明确。

1. 常规色觉筛查流程　可以定性和半定量地对色觉进行系列检查。适合临床和科研的基础色觉功能检测需要(图6)。

2. 特定职业(如驾驶)色觉检查流程　可以定性和半定量地对红绿色觉进行快速检查。适合驾驶员、军人等对色觉有一定要求的职业体检。

如果能够基本辨别红绿颜色(选用图:3011,3021,3031,3041,3051,3061,3071,3081),说明色觉异常程度较轻,一般不影响对红绿信号的辨别(图7)。为此,从实用角度考虑,可试将色盲分为轻重两种。

3. 简明儿童色觉检查流程　可按常规色觉筛查流程选用有异读功能的数字图或物形图。对儿童红绿色觉进行快速、准确定性检查,用于色觉异常筛查。如幼儿绘画学习前的简单检测。早期了解儿童色觉,对于全面掌握儿童身心健康状况、有效保护儿童视觉功能、有的放矢优生优育,至关重要。检查要适合儿童特

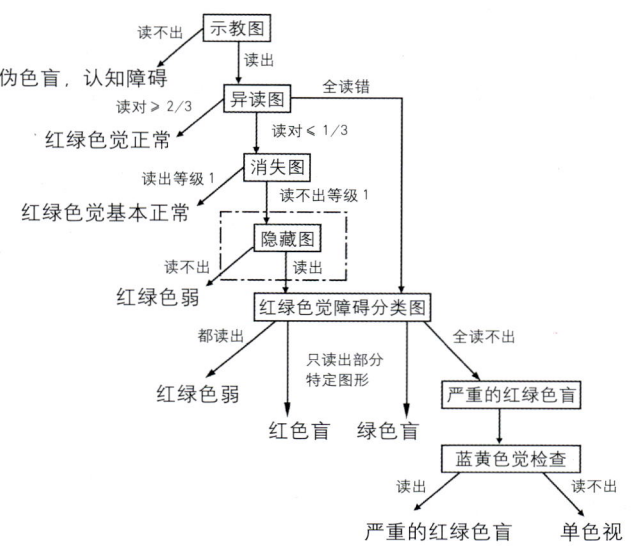

图 6 常规色觉筛查流程图

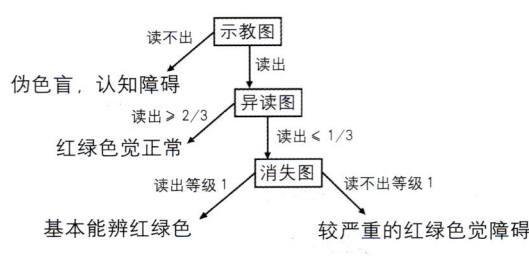

图 7 特定职业色觉检查流程图

点（简明、快速、准确），在家长或教师等的积极配合下，一般都能完成检查。对于色觉异常儿童，要仔细复查、慎下结论，科学咨询，正确导向（图 8）。

由于人群中蓝黄色觉异常者罕见，故在特定职业及儿童的色觉检查流程图中均予省略。

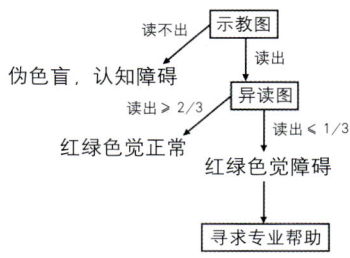

图 8 简明儿童色觉检查流程图

（四）操作程序及评定标准

  本检查图分数字图和物形图两种,检查程序分别是从前往后和从后往前,以适合不同认知能力和年龄层次的人群。由于阿拉伯数字图容易识别,故通常检查主要选用数字图,物形图可供某些感兴趣的对象或有必要者用作比较与补充。常规操作顺序为示教图－异读图－消失图－隐藏图－分类图。蓝黄色觉检查原则上可在任意阶段进行,但在临床色觉诊断中若是严重红绿色盲,建议检查蓝黄色觉,以便确定是否是全色盲患者。

为保证检查效率,同一类图的出示不宜超过4张。

特定职业(如驾驶等)色觉检查流程图中所作设计系考虑有近半数色盲者在日常生活中,仍能区分红色与绿色,据此,可列为轻色盲(不能区分红绿色者为重色盲),可尝试从事对色觉要求不高的职业。但最终取舍应根据行业制订的标准决定,检查图仅供参考。

儿童色觉检查建议以异读图为主,因为可以提高受检儿童的兴趣,检查效率高。

评定标准参见色觉检查流程图中所作说明。

根据检查结果,医师即可签署结论:"色觉正常"或"色觉异常"。色觉异常可酌情选择:色弱、色盲(红、绿、蓝-黄色)。检查记录亦可保留空白,或加注"待定"。

三、检查图内容查对表

(一) 色觉检查图一览表

色觉检查图一览表　见表6。

表6　色觉检查图一览表

图片序号	分类编号	色觉正常辨认结果	色觉异常辨认结果
1	1010	71	71
2	2010	5	3
3	2020	5	9
4	2030	101	88
5	2040	88	0
6	2050	7	1
7	3011	2	不能读
8	3012	5	不能读
9	3021	5 或 s	不能读
10	3022	5 或 s	不能读

续表

图片序号	分类编号	色觉正常辨认结果	色觉异常辨认结果
11	3031	7	不能读
12	3032	7	不能读
13	3041	6	不能读
14	3042	6	不能读
15	3051	57	不能读
16	3052	57	不能读
17	3061	12	不能读
18	3062	12	不能读
19	3071	96	不能读
20	3072	96	不能读
21	3081	61	不能读
22	3082	61	不能读
23	4010	不能读	2
24	4020	不能读	5
25	5010	424	红色觉异常看不见44,绿色觉异常看不见2

续表

图片序号	分类编号	色觉正常辨认结果	色觉异常辨认结果
26	5020	535	红色觉异常看不见55,绿色觉异常看不见3
27	6011	8	蓝黄色盲不能读
28	6012	8	蓝黄色盲不能读
29	6022	大叉,圆圈	蓝黄色盲不能读圆圈,大叉都能读
30	6021	大叉,圆圈	蓝黄色盲不能读圆圈,大叉都能读
31	5030	五个圆圈	红色觉异常看不见左右圈,绿色觉异常看不见上下圈,中间圈都可读
32	5040	圆圈,五角星	红色觉异常看不见圈,绿色觉异常看不见五角星
33	4030	不能读	圆圈
34	4040	不能读	三角形
35	3092	哭脸	不能读
36	3091	哭脸	不能读
37	3102	笑脸	不能读
38	3101	笑脸	不能读
39	3110	伞	不能读

续表

图片序号	分类编号	色觉正常辨认结果	色觉异常辨认结果
40	3120	眼镜	不能读
41	3130	剪刀	不能读
42	3140	蝴蝶	不能读
43	3150	鱼	不能读
44	2060	方块,圆圈	圆圈
45	2070	三角形	圆圈
46	2080	月亮,五角星	月亮
47	2090	钥匙	5
48	2100	房子	三角形
49	2110	手	圆形
50	1020	红旗	红旗

(二) 黄斑色觉与形觉功能测定图—色点线图

色点线图使用说明 人眼视网膜黄斑区是视觉最敏感的部位,功能多样,已有不少相应的检查方法。本套色点线图兼具形觉和色觉检查功能、简便、实用,可早期发现黄斑区病变,有助临床诊断及评估预后。

使用说明:

(1)置图于被检眼前33cm处,注视当中一点(如此,全图相当于3°×3°的黄斑区域),主诉视图情况。单图出示,单眼进行。

正常眼可正确辨认点线:颜色清晰,线条平齐,色点完整。

(2)有下列之一情况即可结论阳性:①色点残缺、变形;②线条弯曲、缺损、不均;③颜色亮度改变(变暗或变淡)、或色彩辨认有误。

(3)黄斑病变早期色彩改变较敏感的有:黄、绿、蓝及淡红色等。

四、色觉检查图

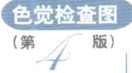

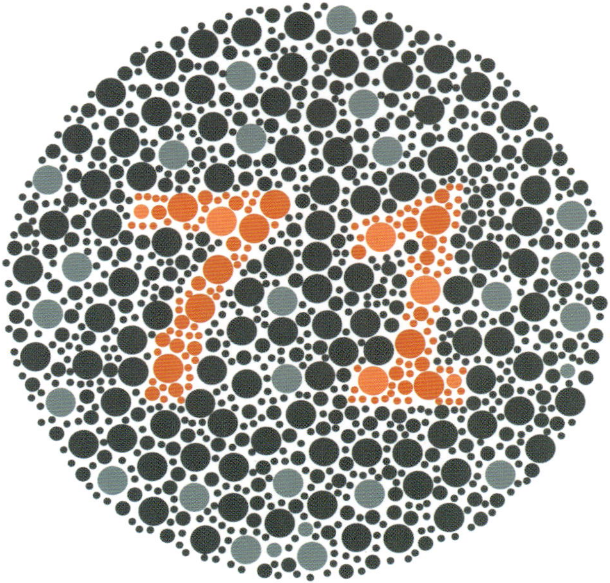

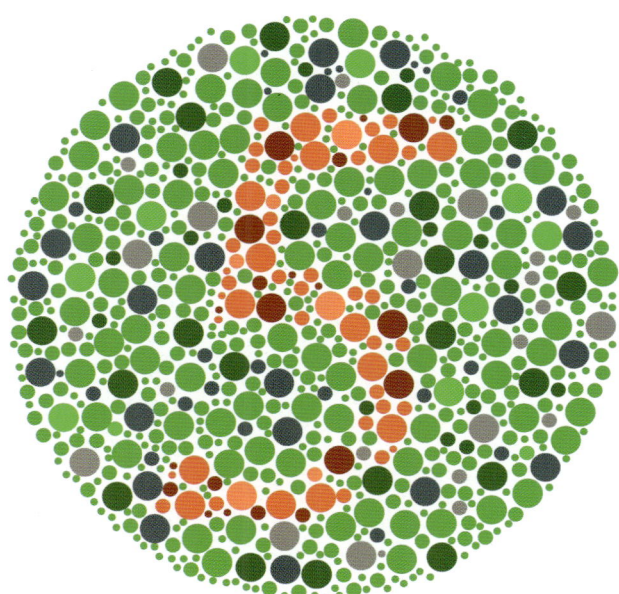

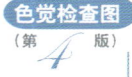

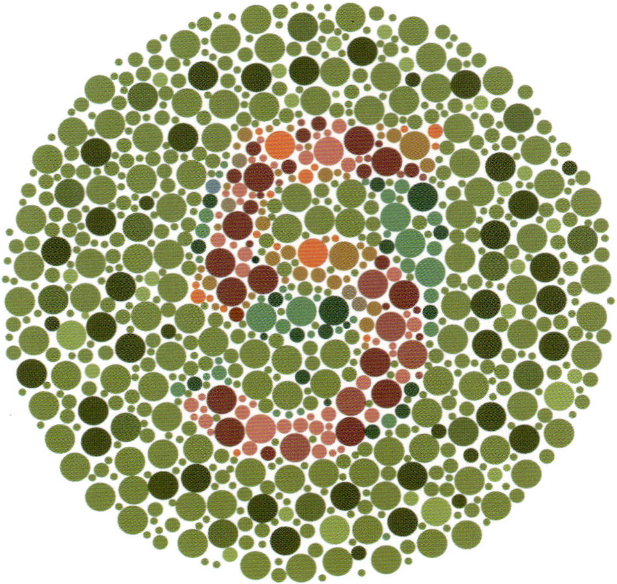

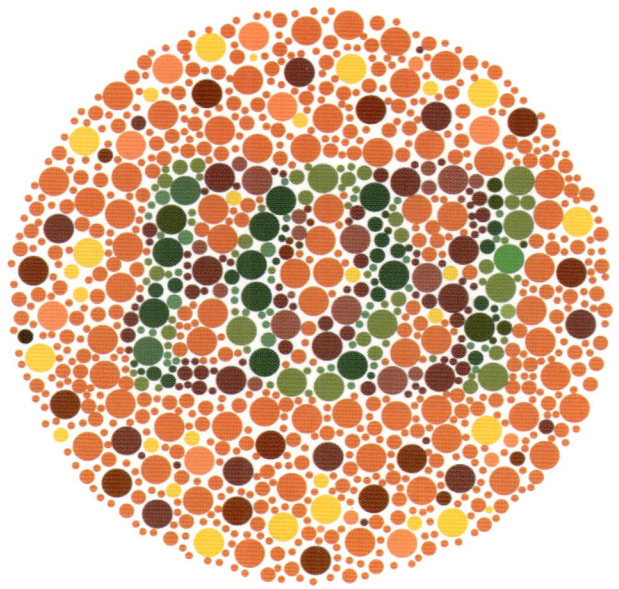

四、色觉检查图

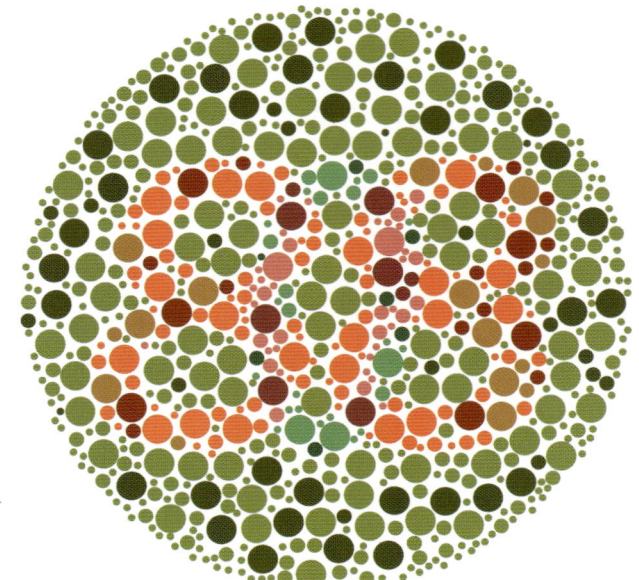

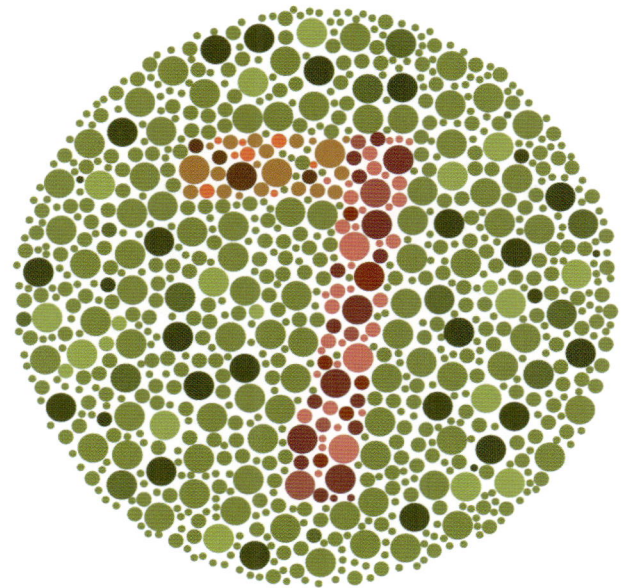

四、色觉检查图

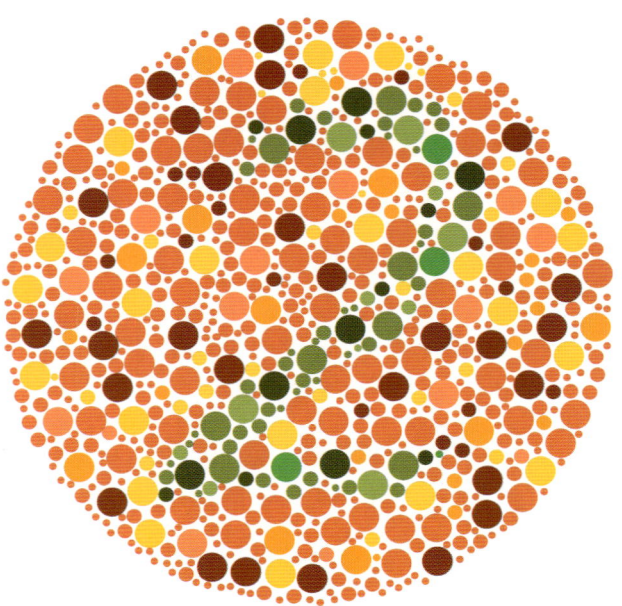

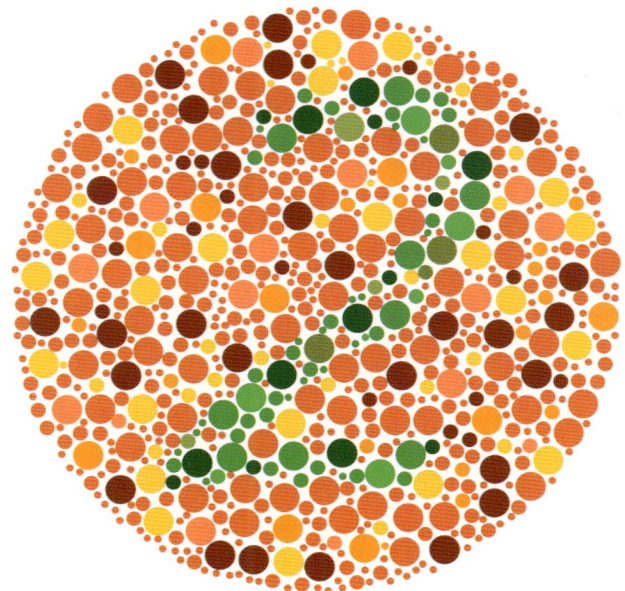

四、色觉检查图

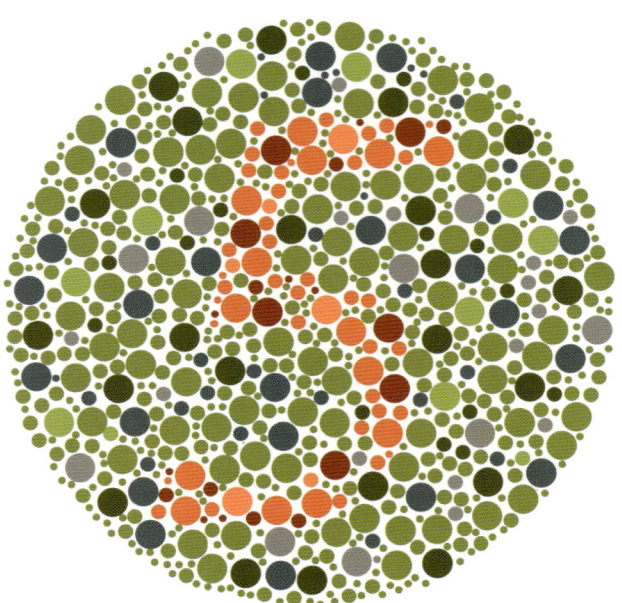

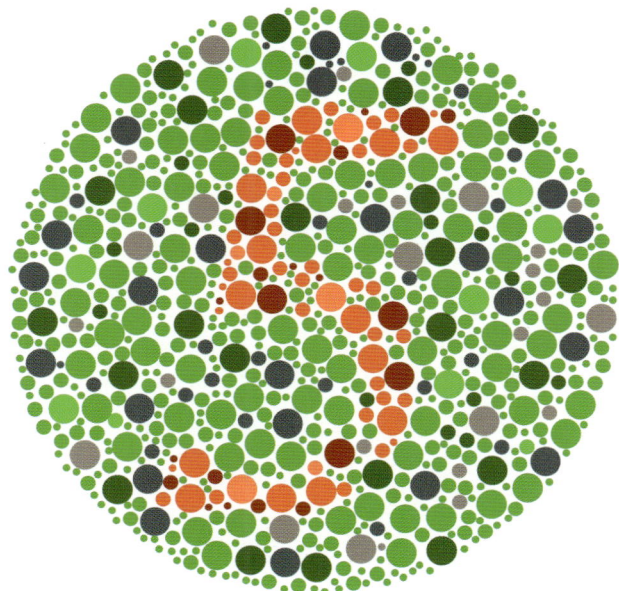

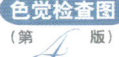

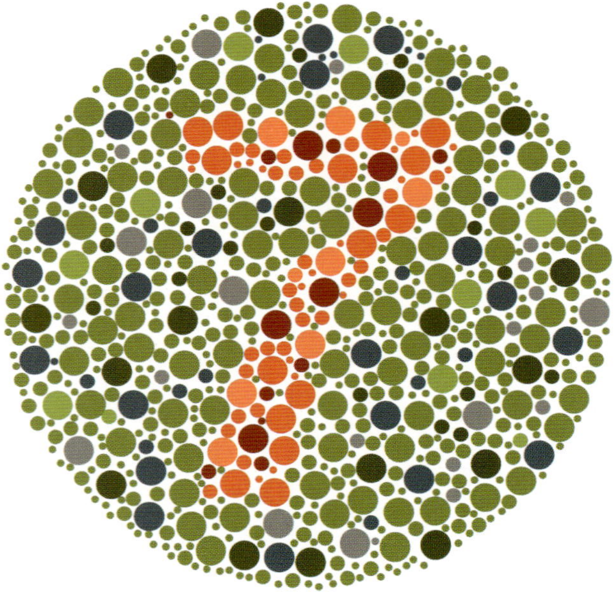

色觉检查图
（第4版）

11/3031
46

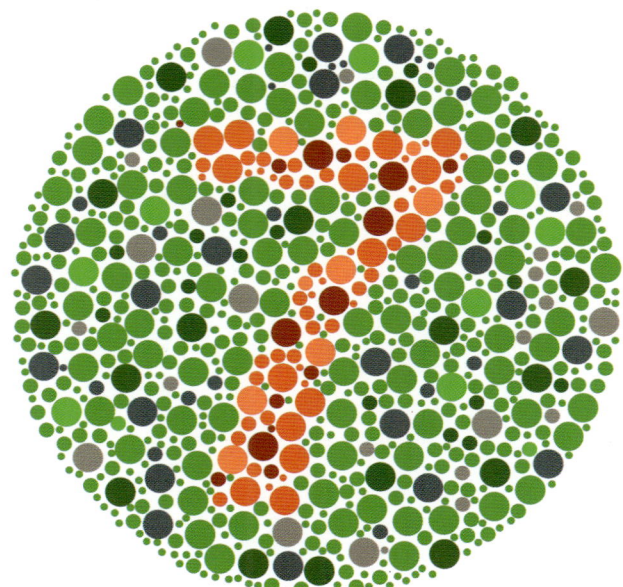

四、色觉检查图

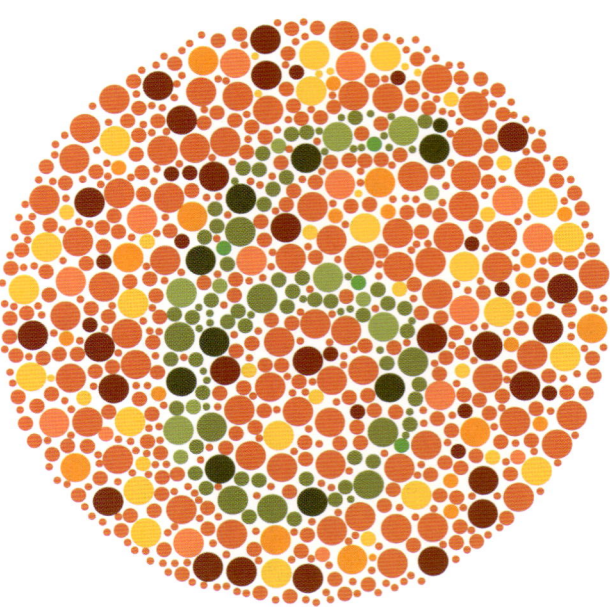

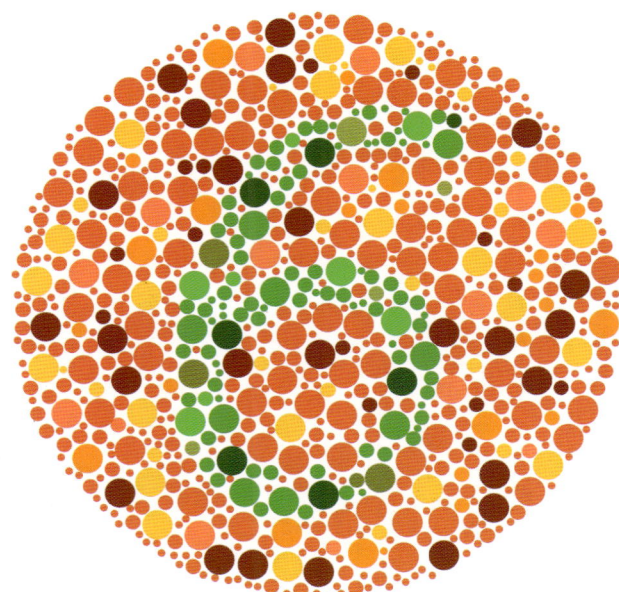

四、色觉检查图

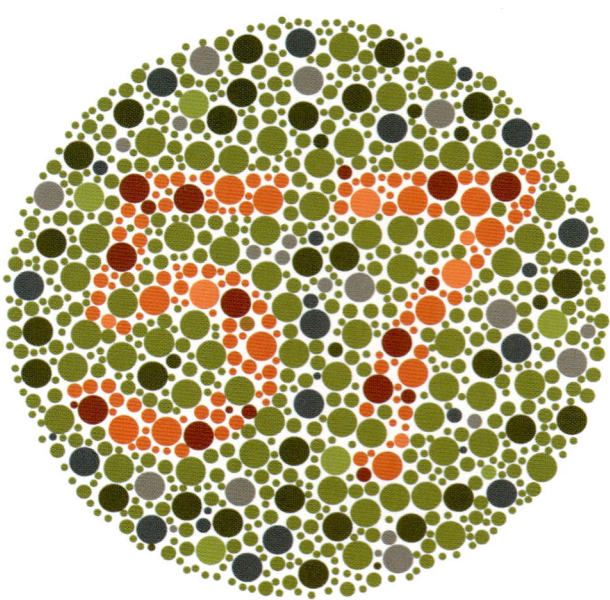

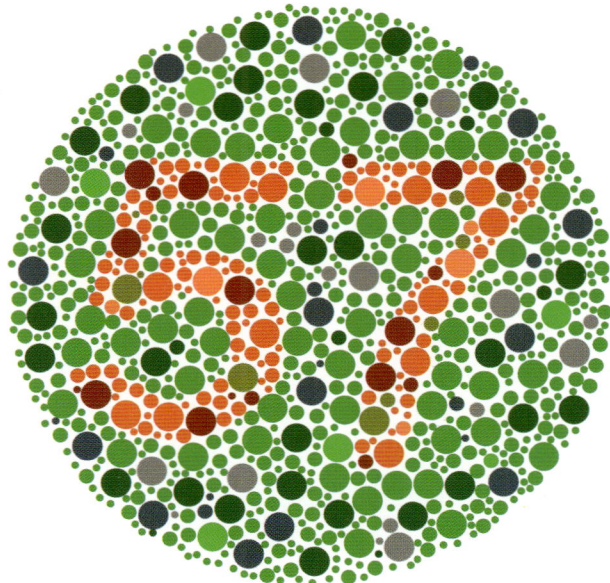

四、色觉检查图

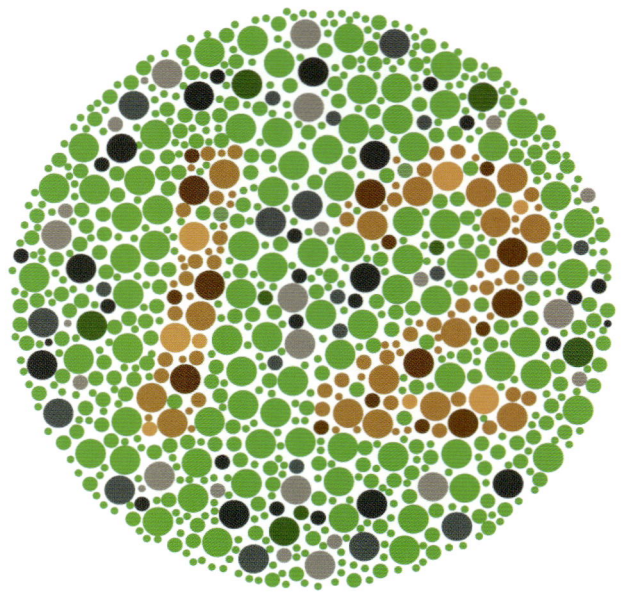

色觉检查图
（第 4 版）

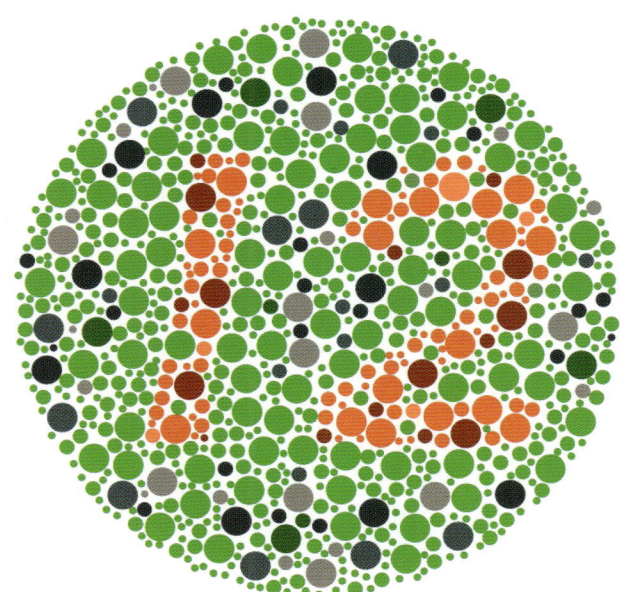

四、色觉检查图

18/3062
53

色觉检查图
（第4版）

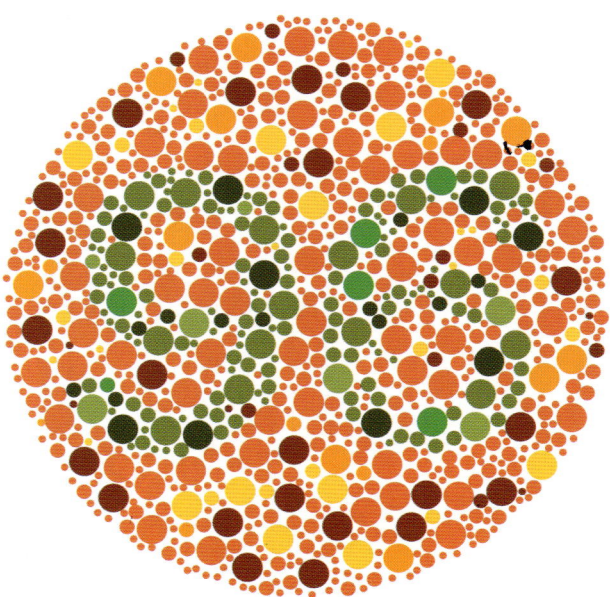

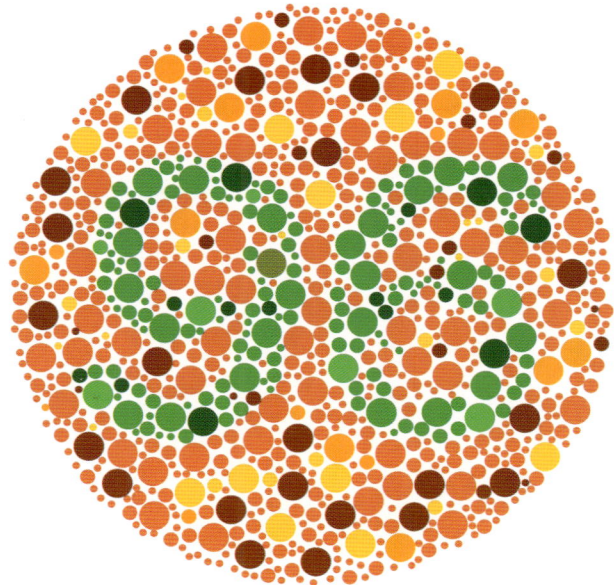

四、色觉检查图

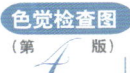

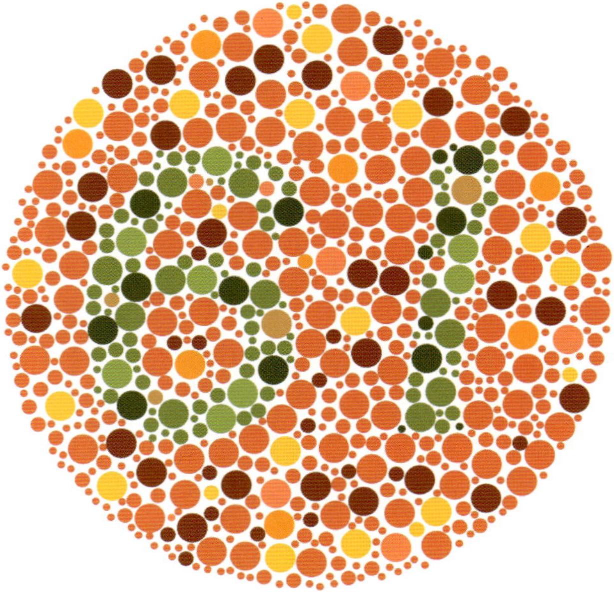

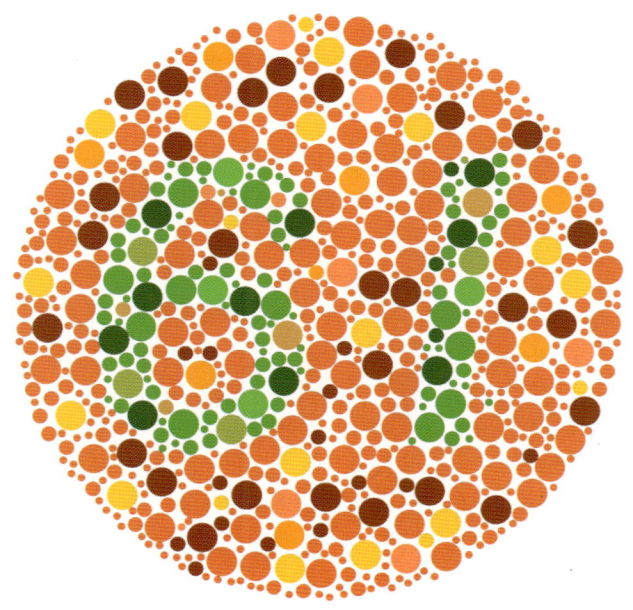

四、色觉检查图

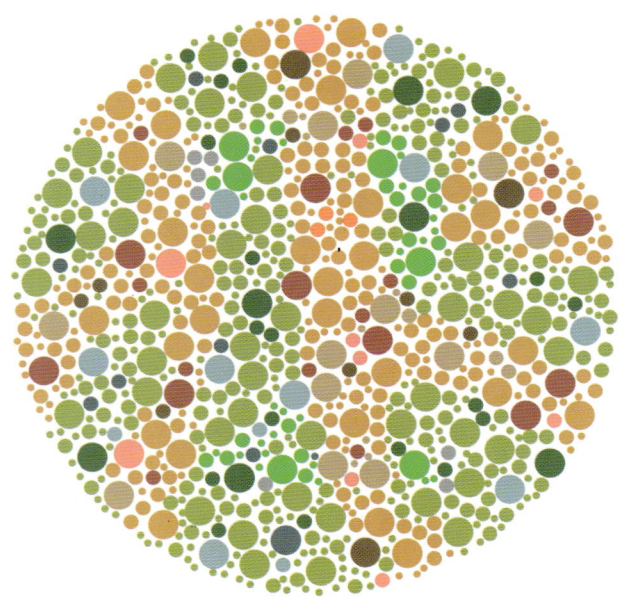

色觉检查图
（第4版）

23/4010
58

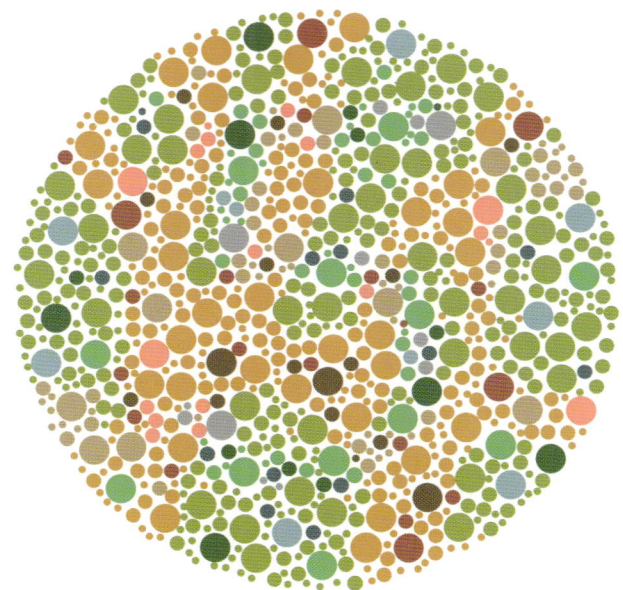

四、色觉检查图

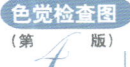

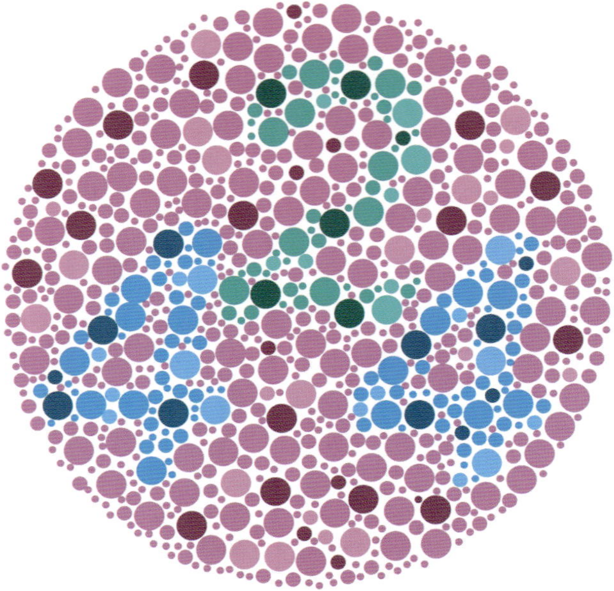

色觉检查图
（第4版）

25/5010

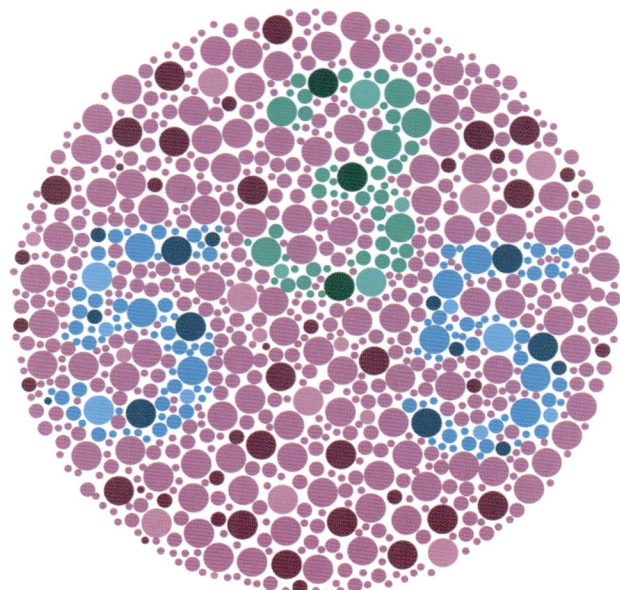

四、色觉检查图

26/5020

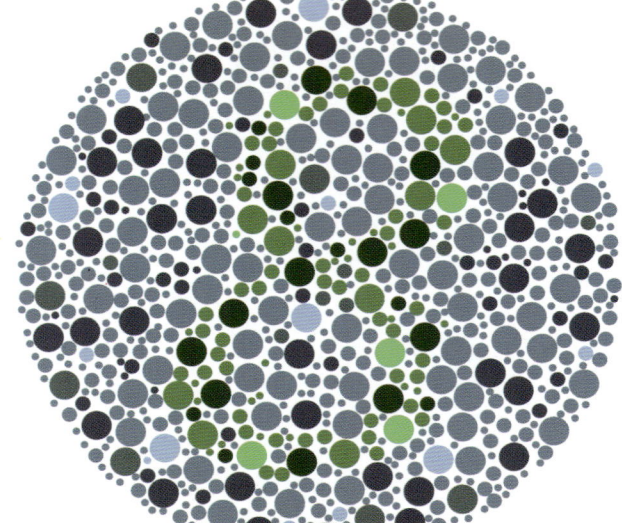

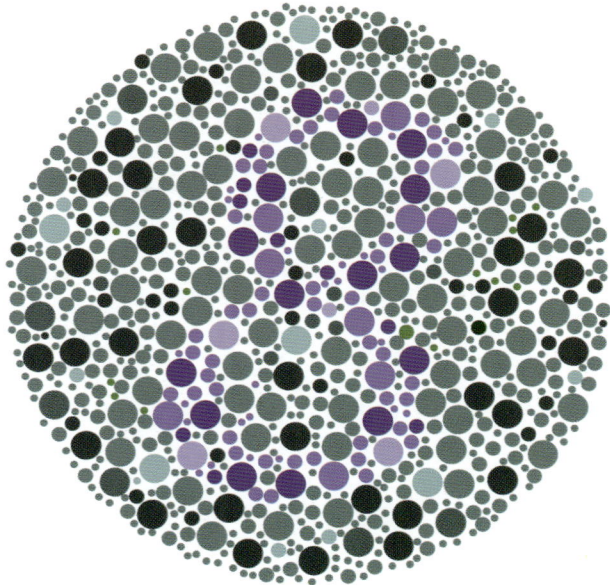

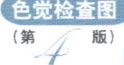

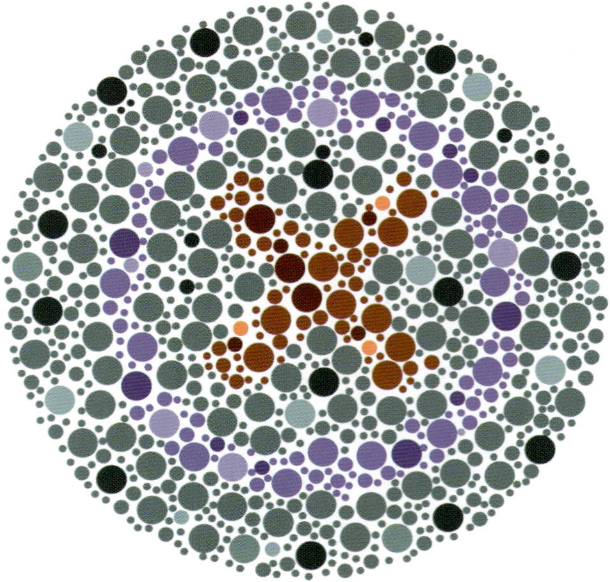

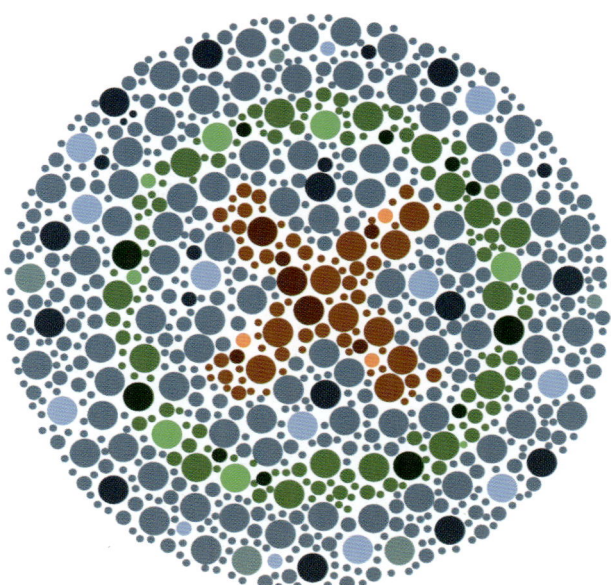

四、色觉检查图

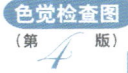

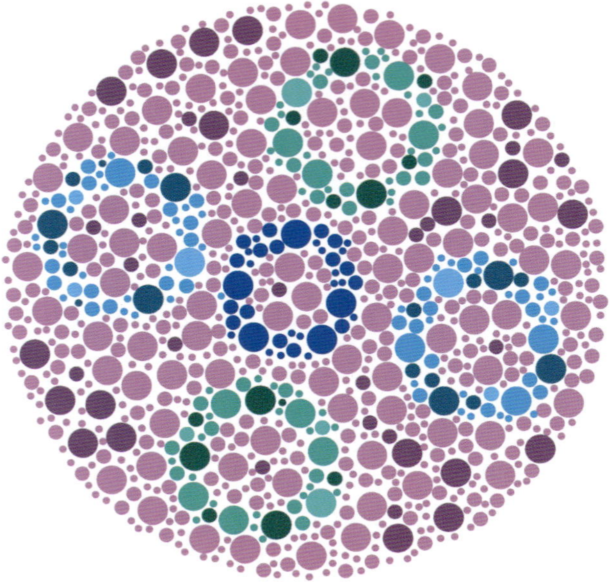

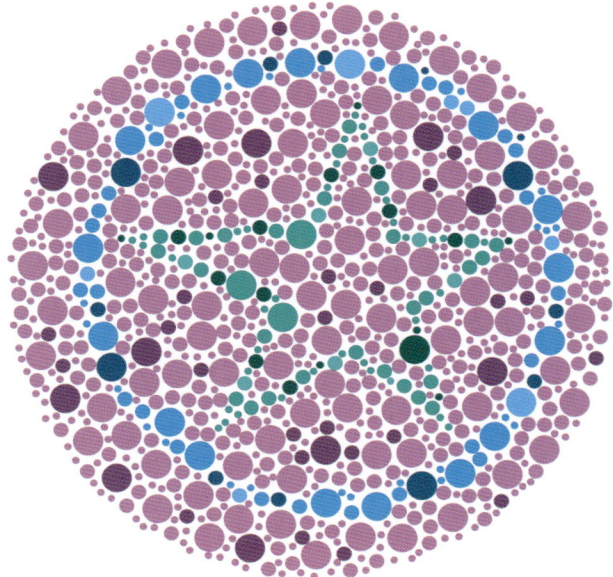

四、色觉检查图

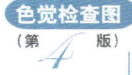

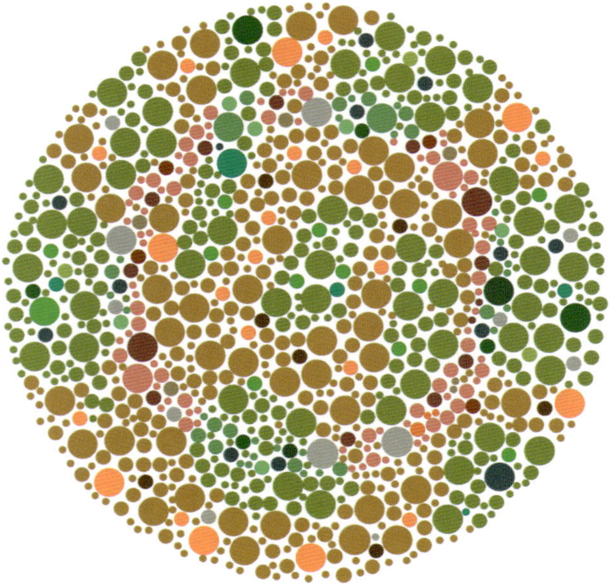

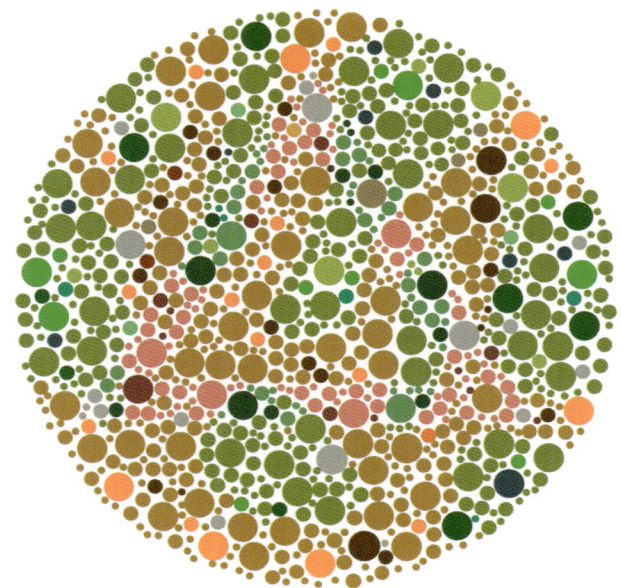

四、色觉检查图

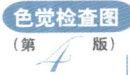

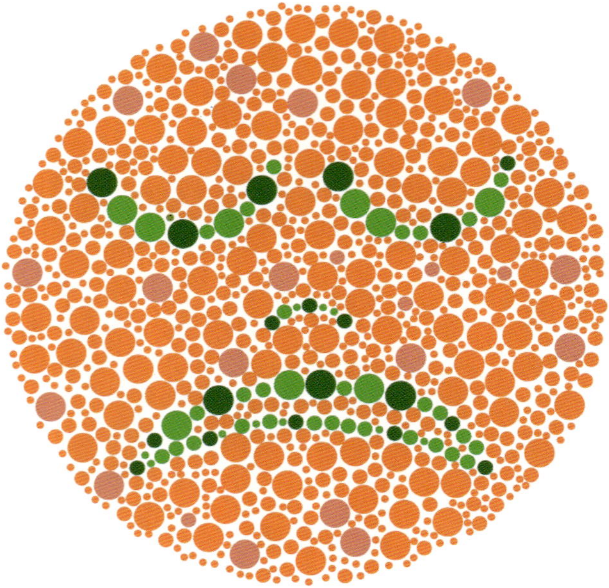

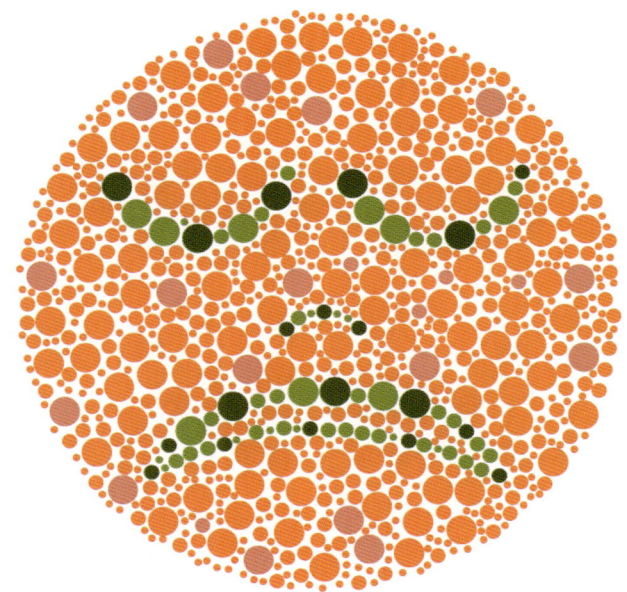

四、色觉检查图

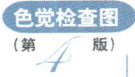

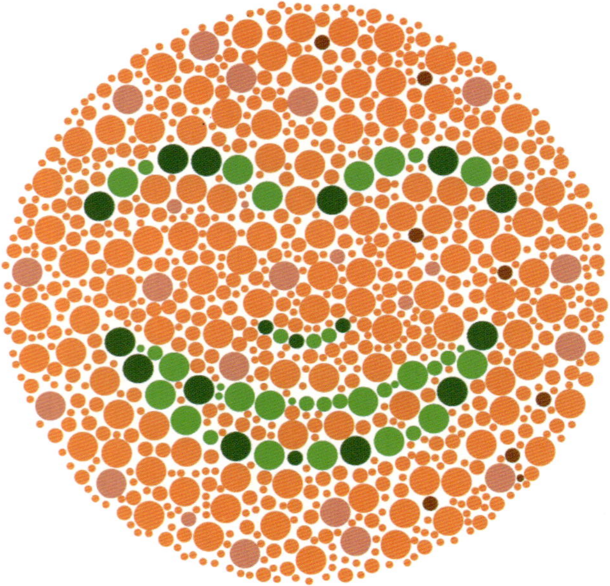

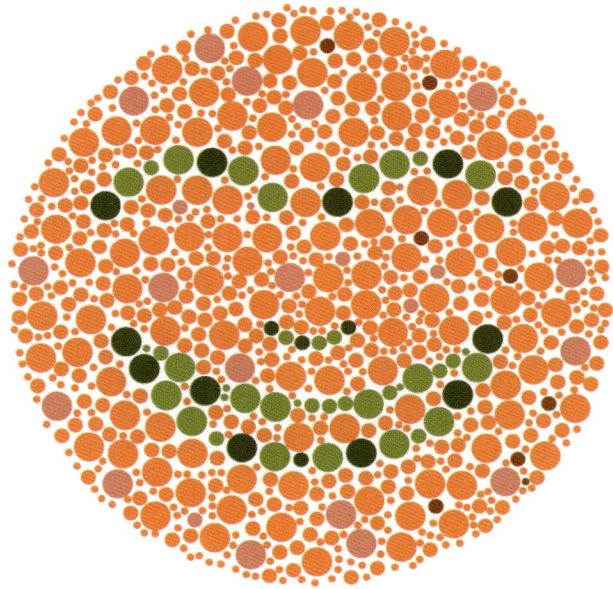

四、色觉检查图

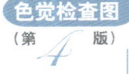

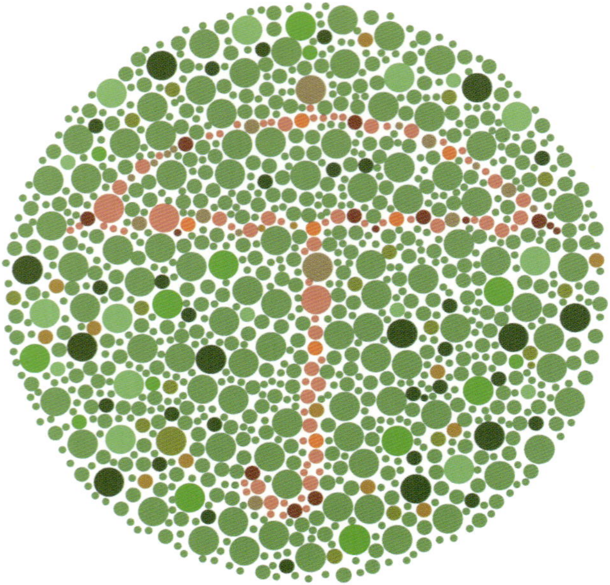

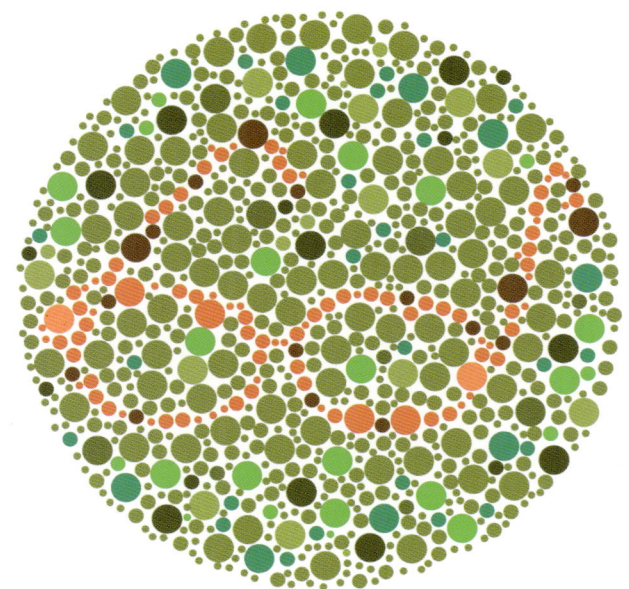

四、色觉检查图

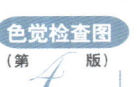

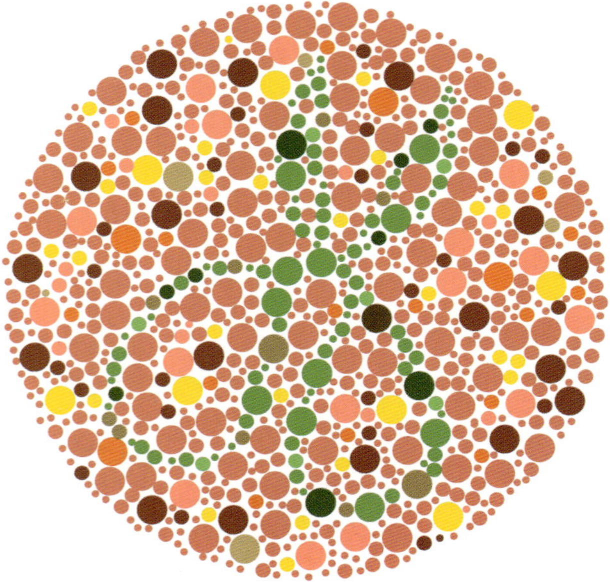

41/3130
76

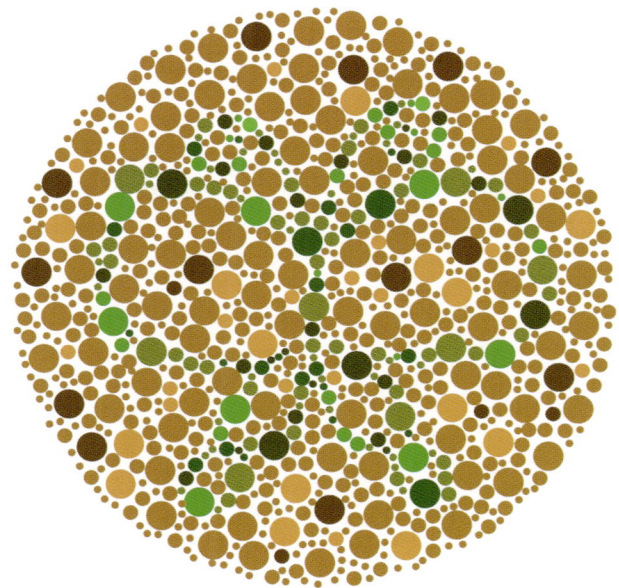

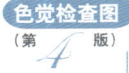

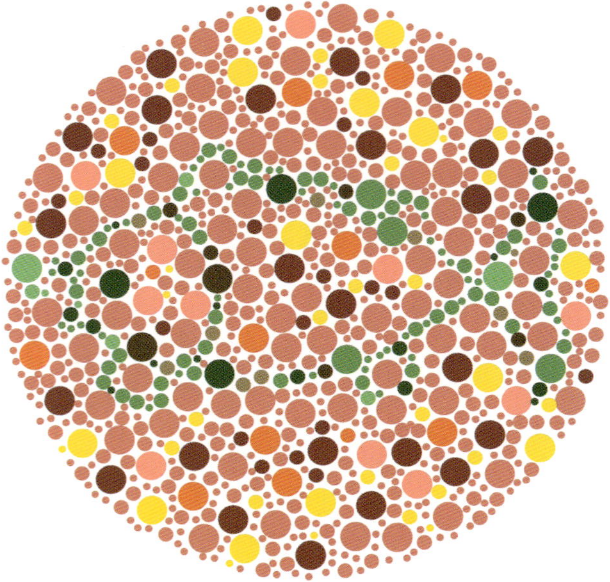

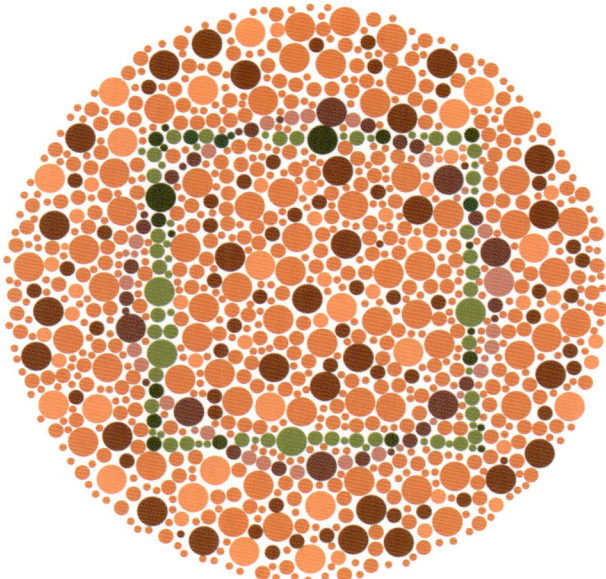

四、色觉检查图

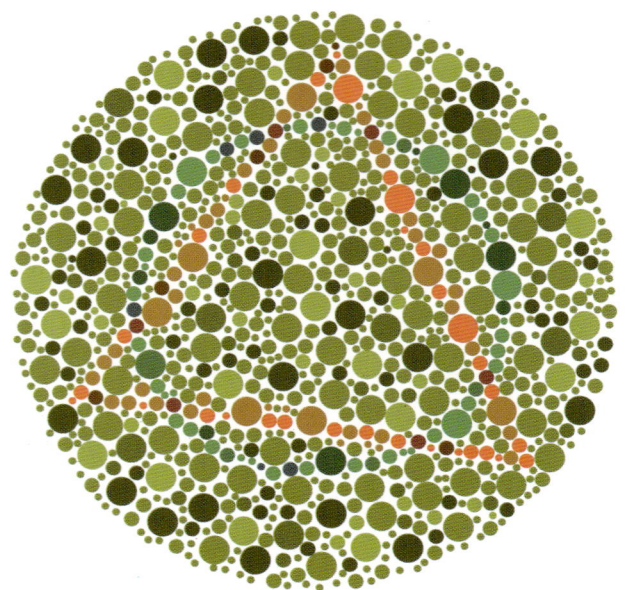

色觉检查图
（第4版）

45/2070
80

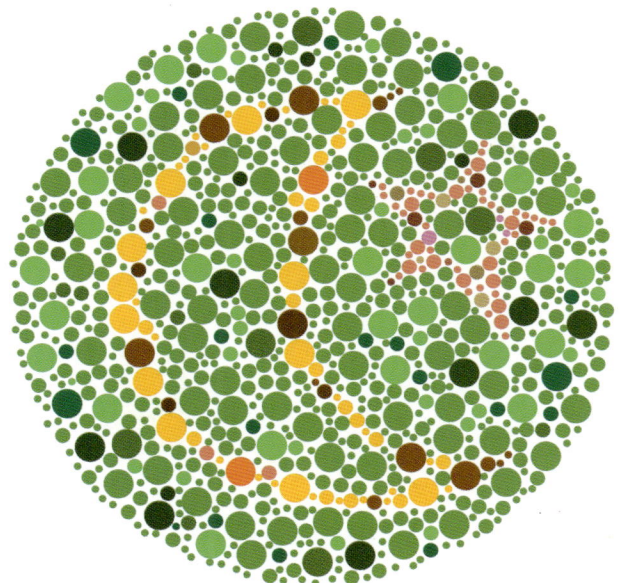

四、色觉检查图

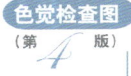

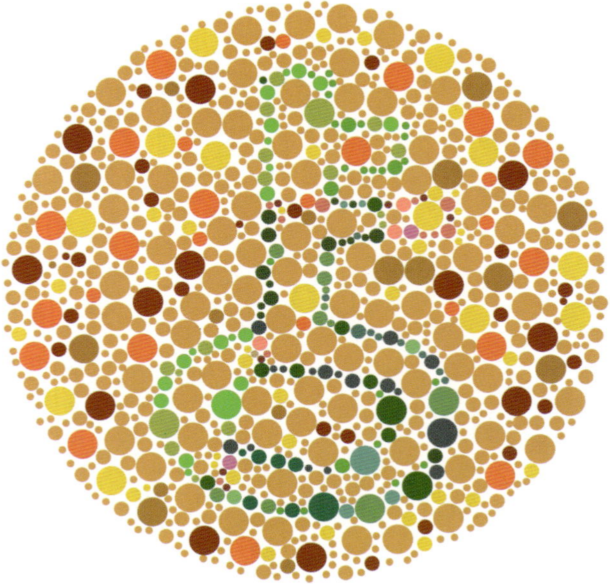

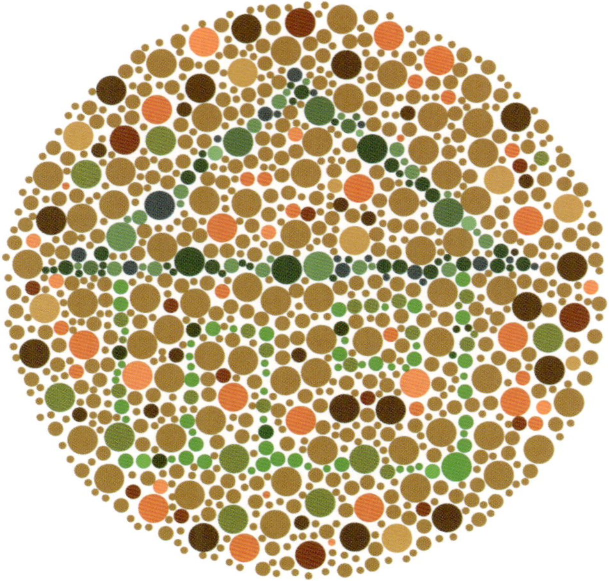

四、色觉检查图

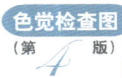

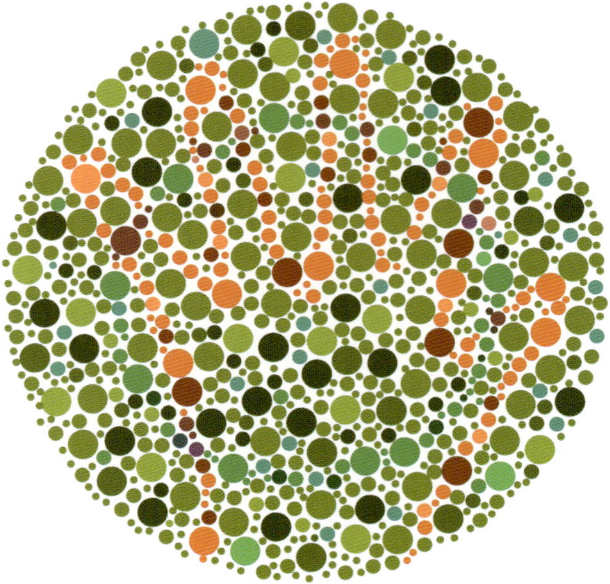

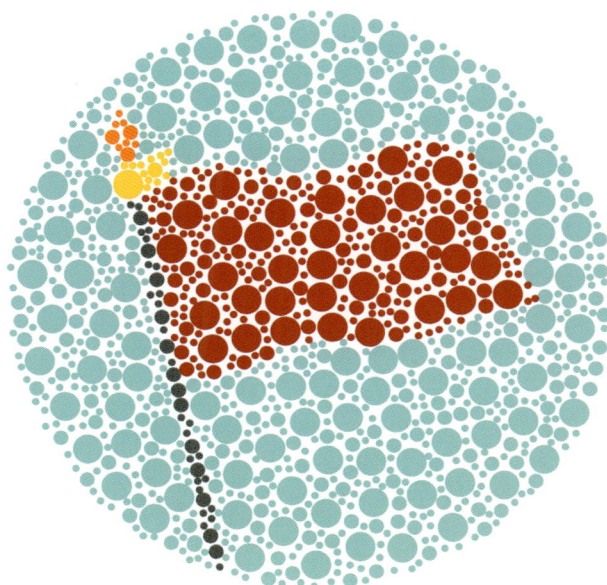

四、色觉检查图

五、色点线图

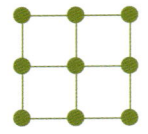

五、色点线图

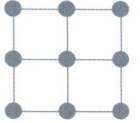

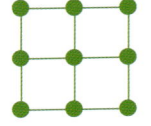

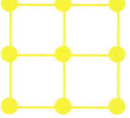

五、色点线图

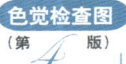
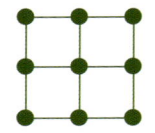

五、色点线图

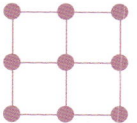

六、主要参考文献

1. 苌置, 李春武, 刘克朗. 先天性红绿色盲的遗传[J]. 中华眼科杂志, 1980,16: 4: 329-331.
2. 钱宜珊, 祖丽皮娅·阿布都热合曼, 褚仁远, 等.新疆维吾尔族与汉族高中生先天性色觉异常患病率比较[J].中华眼科杂志, 2009, 45: 131-134.
3. 胡威捷,等.现代颜色技术原理及应用(Modern Color Scence and Application) [M]. 北京: 北京理工大学出版社, 2007.
4. 石原 忍.石原氏色盲检查表[M].北京: 人民卫生出版社, 1957.
5. 俞自萍.颜色视觉与色觉[M]. 贵阳: 贵州人民出版社, 1988.
6. 俞自萍, 曹愈, 曹凯, 等.色盲检查图[M].北京: 人民卫生出版社, 1997.

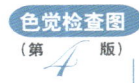

7. 王克长.色觉检查图 [M].北京: 人民卫生出版社, 2002.

8. 周晓东, 汪芳润, 焦秦.黄斑功能色点检查图[J].中华眼底病杂志.1996, 1: 32.

9. Adam A. Polymorphisms of red-green vision in some populations of Southern Africa[J]. Am J Phys Anthropol. 1980, 53(3): 339-346.

10. Ahmad MT, Chai SL. Colour vision in the Singapore male [J]. Singapore Med J, 1980, 21(4):639-642.

11. Birch J. Diagnosis of Defective Colour vision[M]. Oxford: Butterworth-Heinemann, A division of Reed Educational and Professional Publishing Ltd, 2001.

12. Foster DH. Inherited and acquired colour vision deficiencies: fundamental aspects and clinical studies[M] . London: Mcmillan Press, 1991.

13. Goldovskaia IL. Congenital color vision disorders in per-

sons with mental disorders[J]. Zh Nevropatol Psikhiatr Im S S Korsakova (Russian). 1978, 78(12):1852-1855.

14. Mueller WH, Weiss KM. Colour-blindness in Colombia[J]. Ann Hum Biol, 1979, 6(2):137-145.

15. Pickford RW, Pickford R. Frequency of colour vision defects among Zulus in Natal[J]. J Biosoc Sci, 1981, 13(2): 241-248.

16. Schanda J. Colorimetry : understanding the CIE system.CIE/Commission internationale de l'eclairage [M]. Hoboken, New Jersey: John Wiley & Sons InC, 2007.

17. Shevell S. The science of color[M]. Elsevier: Optical Society of America, 2003.

18. Tandon VK, Pandey N, Shukla BR. Colour vision deficiency among two populations of Chamars, a scheduled caste population of Uttar Pradesh (India)[J]. Anthropol Anz, 1979, 37(1):42-49.

19. Vos JJ, Walraven PL. An analytical description of the line element in the zone-fluctuation model of colour vision. [J]. Vision Res, 1972, 12(8):1327-1365.

20. Waaler GHM. Über die Erblichkeitsverhältnisse der verschiedenen Arten von angeborener. Rotgrünblindheit (On the hereditary nature of several kinds of congenital red-green color blindness) [J]. Zeitschrift für induktive Abstammungs-und Vererbungslehre, (German).1927, 45: 279-333.

21. Zografos L. Detection of dyschromatopsias and professional orientation[J]. Soz Praventivmed (French), 1979, 24(5):349-352.